Tratamiento de la Incontinencia Urinaria de Esfuerzo mediante la utilización de Bandas Libres de Tensión:

Revisión de la Evidencia Actual.

Autores:

José Martínez Más*,

Francisco Muñoz Garrido**, Eloy Muñoz Galligo**, Ana Rosa Masero Casasola**, Alicia García García-Porrero**,

Rosario Lara Peñaranda*, Esperanza Gadea Niñoles*, Rosario Pérez Legaz* y Paloma Ortega Quiñonero*

*Hospital General Universitario Santa Lucía, Cartagena, Murcia, España.
**Hospital Universitario 12 de Octubre, Madrid, España.

Copyright: José Martínez Más, 2016.
ISBN 978-1539499794

Indice

Prólogo	4
Capítulo 1. Introducción	5
Capítulo 2. Bases fisiológicas y anatómicas del proceso de micción	6
Capítulo 3. ¿Qué es la Incontinencia Urinaria?	10
Capítulo 4. Bases teóricas del tratamiento mediante TOT	13
Capítulo 5. Intervenciones quirúrgicas descritas	14
Capítulo 6. Transobturator Tape o TOT	15
Capítulo 7. Revisión de la evidencia	17
Capítulo 8. Conclusiones	26
Bibliografía	28

PROLOGO

Desde la Unidad de Suelo Pélvico de ginecología del Hospital 12 de Octubre somos conscientes, porque así lo vivimos en cada consulta diaria o quirófano, de la gran afectación en la calidad de vida que producen las patologías que tratamos (incontinencias urinarias, fecales, prolapsos...). Por ello creemos que la formación de residentes en este campo es fundamental para el correcto manejo posterior de estas pacientes en un futuro para ellos no tan lejano.

Como se describirá posteriormente, al igual que las medidas rehabilitadoras y tratamientos médicos, los avances quirúrgicos han sido importantes y seguros, con mayor conocimiento anatómico y funcional que ha ayudado al desarrollo de diferentes vías de abordaje de la incontinencia urinaria y la comparación de algunas de ellas (las más actuales) según las publicaciones revisadas ha sido el objetivo de este trabajo.

Agradecemos al Dr. Martínez Más lo agradable que nos hizo su estancia como rotación externa en nuestra Unidad, con su correcto comportamiento, interés mostrado y su disposición incondicional.

Unidad de Suelo Pélvico de Hospital 12 Octubre.
        Dr. Francisco Muñoz Garrido
        Dr. Eloy Muñoz Galligo
        Dra. Ana Rosa Masero Casasola
        Dra. Alicia García García-Porrero

Capítulo 1. Introducción

Esta revisión de la evidencia científica existente sobre el tratamiento quirúrgico de la incontinencia urinaria de esfuerzo mediante la inserción de bandas libres de tensión fue elaborada para ser presentada como sesión clínica en la Unidad de Suelo Pélvico del Servicio de Obstetricia y Ginecología del Hospital Universitario 12 de Octubre, de Madrid, por el Dr. Martínez Más en mayo de 2013. Tras cumplir ese cometido, hoy se publica para ayudar a los profesionales que quieran profundizar en el estado actual de la evidencia científica existente sobre el tratamiento quirúrgico de la incontinencia urinaria, sirviendo como resumen de las publicaciones más relevantes y de posible punto de partida de otros trabajos.

Dr. José Martínez Más

Capítulo 2. Bases fisiológicas y anatómicas del proceso de micción

El proceso de micción ocurre en el momento en que la vejiga urinaria ha alcanzado su capacidad fisiológica de llenado y el lugar y el momento para que ocurra es el adecuado, por lo que su control es voluntario. Este control voluntario consiste en el mecanismo de continencia, como resultado de la coordinación de la vejiga y uretra durante la fase de llenado vesical, y se refleja en el inicio e interrupción de la micción, su inhibición y la continencia nocturna.

En cuanto a la anatomía del tracto urinario inferior femenino, cabe destacar que el esfínter uretral interno está compuesto por tres estructuras: el anillo trigonal, asa posterior y asa de Heiss. Estas estructuras musculares lisas son de control autonómico e involuntario.

El esfínter uretral externo es la unidad muscular principal en el mantenimiento del tono muscular basal de la uretra (33%), siendo un esfínter muscular estriado y de control voluntario que se localiza en el cuello de la uretra, caudal al esfínter uretral interno. Otras estructuras musculares que actúan en el control de la micción son el músculo uretro-vaginal y el músculo compresor de la uretra, localizados caudalmente al esfínter uretral externo.

La posición de los órganos pélvicos es fundamental para la correcta función de los mismos en el mecanismo de control de la micción, debido a que cambios en la misma modifican el ángulo uretral y, por ello, la presión a la que se encuentra sometida la vejiga puede verse incrementada, superando a la capacidad de retención de los músculos de control voluntario. Una estructura importante en el mantenimiento de la posición de estos órganos es la fascia pubocervical, formada por la aponeurosis pélvica de los músculos elevadores del ano junto con los ligamentos cardinales uterinos y uterosacros. Esta fascia pubocervical ejerce una acción tipo "hamaca" sobre los órganos pélvicos y sobre la uretra, ayudando a que se mantenga su posición anatómica. En situaciones normales, cuando aumenta la presión abdominal, las vísceras endopélvicas sufren un desplazamiento vertical hacia abajo, que se ve contrarrestado por la presencia de la fascia pubocervical que realiza un desplazamiento posterior cuando se comprimen las vísceras contra ella debido a dicho desplazamiento, ayudando al proceso de continencia por el efecto "de cabestrillo".

Respecto a la función de los músculos elevadores del ano, cabe destacar que contribuyen a mantener la unión uretrovesical y la uretra en posición correcta dentro de la pelvis, cierran el hiato urogenital, mantienen el ángulo de la vagina hacia atrás y soportan la mayor parte de la presión visceral. Tienen una doble inervación, por una parte, reciben inervación eferente motor en su superficie pelviana procedente de las ramas sacras S2 a S4, y en la superficie perineal reciben inervación sensitiva de ramas del nervio pudendo. Las fibras nerviosas que reciben son también de dos tipos, las tipo I de contracción tónica y lenta que contribuyen a mantener el tono basal, y las fibras de tipo II, de contracción fásica y rápida, para la contracción voluntaria.

No entraremos en la fisiología del control nervioso de la micción por no exceder el contenido de esta revisión, pero para comprender mejor el funcionamiento de la musculatura implicada en el proceso, vamos a resumir los efectos musculares que acontecen. En primer lugar, durante la fase de llenado ocurre una relajación del músculo detrusor así como una contracción refleja de la uretra y de los músculos del suelo pélvico. En el momento en que ocurre la primera sensación de micción, el músculo detrusor persiste relajado mientras la distensión vesical envía la señal al núcleo pontino de la micción, el de la continencia y al núcleo cuneiforme mediante fibras aferentes tipo A-Delta, cuyo efecto es un aumento en la contracción uretral y del suelo pélvico. Si las condiciones son las adecuadas para realizar la micción, esto es, el momento y lugar son adecuados, se produce un efecto de contracción del detrusor y una relajación uretral y del suelo pélvico, ocurriendo el vaciado vesical, momento tras el que vuelve a cerrarse el ciclo iniciando de nuevo el proceso de llenado.

Como se menciona en el prólogo, muchas son las enfermedades y trastornos incluidos en la patología del suelo pélvico pero, en lo que respecta a la incontinencia urinaria, en esta revisión nos centrarermos en la Incontinencia Urinaria de Esfuerzo.

Capítulo 3. ¿Qué es la Incontinencia Urinaria?

La incontinencia urinaria es la pérdida involuntaria de orina que origina un problema higiénico o social. El síntoma es la percepción subjetiva del hecho, mientras el signo es la observación y cuantificación de la incontinencia urinaria por parte del médico, bien mediante medidas objetivas, como el estudio urodinámico, o mediante la exploración física en las condiciones apropiadas. Es posible que una paciente que presente un grado muy leve de incontinencia manifieste una gran preocupación por este hecho y que su vida sociolaboral pueda verse muy afectada, o, por el contrario, hay pacientes con un grado elevado de incontinencia que no ven afectada su calidad de vida, por lo que es muy importante valorar tanto el grado de incontinencia objetiva como la sensación subjetiva de la misma y su grado de afectación a la calidad de vida de la paciente.

También es importante averiguar el tipo de incontinencia, la frecuencia y gravedad de los síntomas, factores desencadenantes, impacto social, afectación de la higiene y de la calidad de vida, medidas a las que la paciente recurre para evitar las pérdidas y su deseo de solucionarlo.

Los tipos de incontinencia más frecuentes en Ginecología son la incontinencia de esfuerzo, de urgencia, mixta, por rebosamiento o transuretral, y la incontinencia continua o extrauretral (debida a fístulas). Como se ha comentado previamente, nos ocuparemos de la incontinencia urinaria de esfuerzo.

La incontinencia urinaria de esfuerzo (IUE) es la que ocurre desencadenada por un aumento de presión abdominal desencadenado por la actividad física. En la mujer continente, la presión uretral es superior a la vesical, por lo que no se produce escape de orina. Hay dos mecanismos por los que se puede producir incontinencia urinaria de esfuerzo, el primero, mediado por hipermovilidad uretral debido a laxitud y debilidad de los elementos de sostén uretral externos, y el segundo, mediado disfunción uretral intrínseca, esto es, por contracción insuficiente del sistema esfinteriano uretral.

La IUE por hipermovilidad uretral se relaciona con traumatismos pelvianos que dañan las estructuras de sostén, como el parto vaginal y lesión pelviana. Los traumatismos obstétricos se traducen en estiramiento y desgarro de la musculatura y fascias pelvianas, estiramiento y compresión de los nervios sacros, daño vascular por compresión, estiramiento y compresión del nervio pudendo (lesión de los fascículos distales por distensión vaginal, pudiendo regenerarse un porcentaje de los mismos). Otro factor relacionado son las sobrecargas continuadas que representan la obesidad, la tos y el estreñimiento crónicos y los esfuerzos físicos mantenidos, así como el envejecimiento por aumento de laxitud de los ligamentos por pérdida de firmeza del colágeno.

En cuanto a la IUE por lesión intrínseca esfinteriana, lo que se observa es que las paredes de la uretra no coaptan correctamente, debido a lesión de la pared uretral, fibrosis periuretral o denervación de la musculatura intrínseca de la uretra. Estas lesiones pueden relacionarse con cirugías previas de reparación de incontinencia urinaria, cirugía radical pelviana, cirugía de divertículo uretral, radioterapia o lesiones del cono medular. En estas pacientes, la máxima presión uretral de cierre (sentada y con vejiga llena) es menor a 20 cm de agua, y la presión de pérdida al Valsalva es inferior a 60 cm de agua.

Capítulo 4. Bases teóricas del tratamiento mediante TOT

El refuerzo de las estructuras de sostén mediante inserción de bandas suburetrales libres de tensión se basa en la teoría integral de Ulmsten y Petros, según la cual, la vagina y su relación con los músculos y ligamentos adyacentes son los responsables de la continencia de la mujer, dado que el aumento de presión intraabdominal hace que las vísceras pélvicas se desplacen hacia abajo, encontrando como resistencia la "hamaca" ligamentaria y bajo ella a la vagina, que modifica la angulación del cuello vesical, produciendo el cierre de la uretra.

El mecanismo de cierre se fundamenta en tres elementos. Por un lado, en el tono muscular basal del pubococcígeo y de la musculatura estriada periuretral. Por otro, el tercio superior de la vagina, que al ocurrir un aumento de presión abdominal se produce una elongación y descenso del cuello vesical, y la uretra permanece angulada siguiendo el eje de la pared vaginal anterior y se cierra por el efecto contrapuesto de ambas fuerzas. En tercer lugar, intervienen los lazos musculares del suelo pelviano, en el tercio superior la musculatura estriada unida al pubis, en el tercio medio la musculatura estriada unida al coxis, y en el tercio inferior la musculatura estriada unida al cuerpo perineal.

Capítulo 5. Intervenciones quirúrgicas descritas:

A lo largo de la historia se han descrito más de 150 intervenciones quirúrgicas distintas como tratamiento de la incontinencia urinaria femenina de esfuerzo. Entre ellas, las más ampliamente utilizadas son:

•Plicatura suburetral de Kelly (1913): Pobre resultado, alta morbilidad. Relacionado con incompetencia esfinteriana.

•Colposuspensión de Burch o colposuspensión retropúbica abierta: elevación de los tejidos cerca del cuello vesical y la uretra proximal en el área detrás de las ramas pubianas anteriores. Puede realizarse vía abierta o laparoscópica. Mejores resultados, pero alta morbilidad.

•Bandas libres de tensión:

•Tension-Free vaginal tape (TVT, 1996): Mejores resultados, menor morbilidad.

•Transobturator Tape (TOT 2001): Resultados similares, menor morbilidad.

•Tension-free vaginal tape-transobturator (TVT-O, 2001): Resultados similares, menor morbilidad.

•Minisling (2003): Peores resultados, menor morbilidad, mayores tasas de reintervención.

Capítulo 6. Transobturator Tape o TOT

Consiste en la suspensión uretral transobturatriz mediante la inserción de una banda libre de tensión, habitualmente de polipropileno monofilamento macroporo. Presenta como ventajas que se evita el paso de agujas por el espacio retropúbico disminuyendo el riesgo de lesión vesical, no requiere cistoscopia sistemática de control tras su inserción, disminuye el riesgo de perforación intestinal y de daño vascular.

Técnica

En primer lugar se realiza una incisión suburetral (a un centímetro bajo el meato uretral), y otra incisión inguinal bilateral (a las 10 y 2 horarias, al nivel del clítoris). Se realiza la disección con tijera del espacio parauretral bilateralmente en dirección hacia las ramas púbicas a la altura de las incisiones inguinales. Posteriormente, se realiza el paso de agujas de fuera hacia adentro (outside-in) mediante control digital y se comprueba la integridad de la mucosa vaginal. El siguiente paso consiste en colocar la banda suburetral, dejándola sin tensión y cierre de las incisiones.

También se puede realizar la inserción de la banda siguiendo la técnica de dentro hacia fuera (inside-out), pasando las agujas en sentido contrario al descrito, en este caso, pudiendo hacerse sin control digital sino mediante la utilización de una guía metálica que se inserta a través de la incisión suburetral y se desliza la aguja lateral a la uretra siguiendo el canal excavado y con salida ya en el muslo, 2 cm lateral al pliegue inguinal

Capítulo 7. Revisión de la evidencia

En un metaanálisis publicado en 2012 Jha y cols hacen una revisión de 40 ensayos clínicos randomizados que cumplen criterios de inclusión, comparando TOT con TVT y TOT con TVT-O, como tratamiento de la incontinencia urinaria de esfuerzo o de la incontinencia urinaria mixta con predominio de esfuerzo. Como resultados muestra la tasa de curación objetiva, subjetiva y la aparición de complicaciones hasta 12 meses tras el tratamiento. Como criterios de exclusión consideran la falta de aleatoriedad, inclusión de poblaciones especiales como obesas o ancianas, procedimientos quirúrgicos modificados, vejiga neurógena o enfermedad psiquiátrica.

TVT Vs TOT

Analizamos 13 Ensayos. Las tasas de curación subjetiva no muestran diferencia estadísticamente significativa, de un 78.7% en la TVT frente a un 79% en TOT.

La tasa de curación objetiva tampoco muestra diferencia significativa, con un 85.1% frente al 85.8%.

El riesgo de perforación vesical presenta un riesgo relativo de 4.42, con $p=0.0006$ para la TVT. La retención urinaria supone un riesgo relativo de 1.66, con $p=0.03$, la formación de hematomas presenta un riesgo relativo de 4.11, con p=0.03 y presencia de dolor inguinal, un riesgo relativo de 0.33, con p=0.0002.

No se encontró diferencia significativa en erosión vaginal, urgencia de novo, ITU, ni en tasa de reintervención.

TVT Vs TVT-O

Analizamos 17 ensayos clínicos, donde la tasa de curación subjetiva tampoco presenta diferencia significativa entre ambos métodos 85.1 frente al 83.3. La tasa de curación objetiva es del 90.9% frente al 88.8%, no siendo significativa. El riesgo relativo de perforación vesical es de 2.29 para la TVT, con p=0.01. El riesgo relativo de hematoma es del 2.91, con p=0.02. El riesgo relativo para retención urinaria es de 1.86, con p=0.004. En cuanto a la presencia de dolor inguinal, el riesgo relativo en la TVT es de RR 0.44, con p=0.001.

En cuanto al riesgo de aparición de erosión vaginal, urgencia de novo, infección del tracto urinario inferior y tasa de reintervención, no se encontró diferencias significativas.

TVT-O Vs TOT

En este apartado se estudia 10 ensayos clínicos. La tasa de curación subjetiva y objetiva no presentan diferencias estadísiticamente significativas. Sin embargo, la tasa de reintervención presenta un riesgo relativo de 0.42, con p=0.04 para TVT-O, y no se encuentra diferencias significativas respecto a la aparición de dolor inguinal, urgencia de novo, o retención urinaria.

Similares resultados presenta otro metaanálisis publicado en octubre de 2012 por Zhou, y en 2014 por Tan.

En resumen, podemos afirmar que tanto la TVT, TOT y TVT-O presentan altas tasas de éxito, con bajas tasas de morbilidad a corto, medio y largo plazo. Se observa mayor incidencia de perforación vesical, hematoma y retención urinaria con TVT, mayor incidencia de dolor inguinal con TOT y TVT-O. Respecto al riesgo de erosión vaginal, se presenta significativamente menor en TVT-O que en TOT.

En 2014, Yonguc analiza la reparación simultánea del prolapso genital junto a TOT no encontrando que se presente ningún efecto negativo en cuanto a resultados de continencia, pero sí mejora la satisfacción de las pacientes.

Los ensayos clínicos localizados que analizan el impacto en la función sexual, como el de Jha de 2012, no están bien estandarizados ni aleatorizados. Parece disminuir la incontinencia durante el coito tras la cirugía, con Odds Ratio de 0.11 e intervalo de confianza 0.07-0.17. El 55,5% de las pacientes no experimentan cambios en síntomas sexuales tras la cirugía, el 31,9% experimentan mejoría de sus síntomas sexuales y el 13.1% empeoran sus síntomas.

Otro análisis de la indicación, técnicas y complicaciones de las distintas técnicas de tratamiento de la IUE publicado por

Tantanasis en 2013 presenta que tanto la técnica TVT como la TOT presentan similar tasa de éxito, pero la TOT presenta menores riesgos. En cuanto a las mallas tipo minislings, se requiere la realización de más estudios y mayor seguimiento para poder extraer conclusiones.

Secco y cols. afirma en 2012 que las técnicas TVT y TOT son seguras y efectivas, encontrando una pequeña ventaja de la TOT debido a menores tasas de perforación vesical y hematoma pélvico. Los ensayos clínicos randomizados son de baja calidad metodológica, no pudiendo detectar diferencias significativas en resultados importantes. Pocos estudios utilizan cuestionarios validados para cuantificar síntomas e impacto en la calidad de vida. El seguimiento que realizan es demasiado corto para determinar tasa de éxito a largo plazo y aparición de complicaciones. Respecto a las mallas tipo minislings, parecen presentar menor tasa de curación y mayor riesgo de reintervención a corto plazo, por lo que no se recomiendan fuera de ensayos clínicos.

Zyczkowski presenta en su trabajo, publicado en 2014, una modificación de la técnica, utilizando una banda de fabricación propia con malla de polipropileno destinada a reparación de hernias abdominales, y la aplicación de la misma con aguja de Stamey. Los resultados no presentan diferencias significativas con las técnicas estandarizadas, pero resulta más barato.

En población especial como es la de mujeres obesas, Frohme publicó en 2014 el seguimiento durante 21 meses tras la intervención, demostrando que no hay diferencias en tasas de curación ni complicaciones entre mujeres con IMC normal y mujeres obesas.

Tablas de resultados

En la siguiente tabla, tomada de Tan, P. F., Yang, L. L., Ou, R. B., y cols. (2014). Saudi medical journal, 35(1), 20-32., mostramos los resultados generales en cuanto a tasa de curación objetiva.

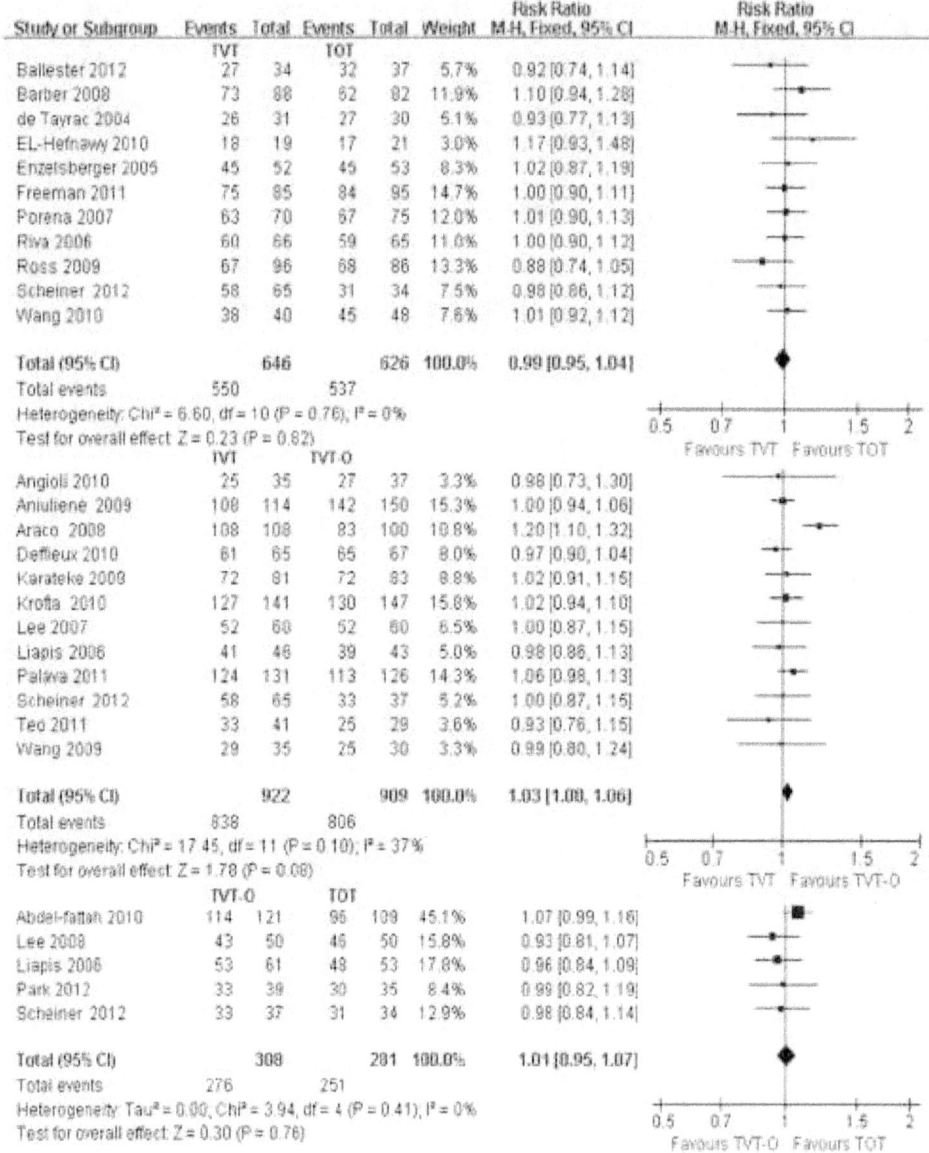

En la siguiente tabla, tomada de Tan, P. F., Yang, L. L., Ou, R. B., y cols. (2014). Saudi medical journal, 35(1), 20-32.,, mostramos los resultados generales en cuanto a tasa de curación subjetiva.

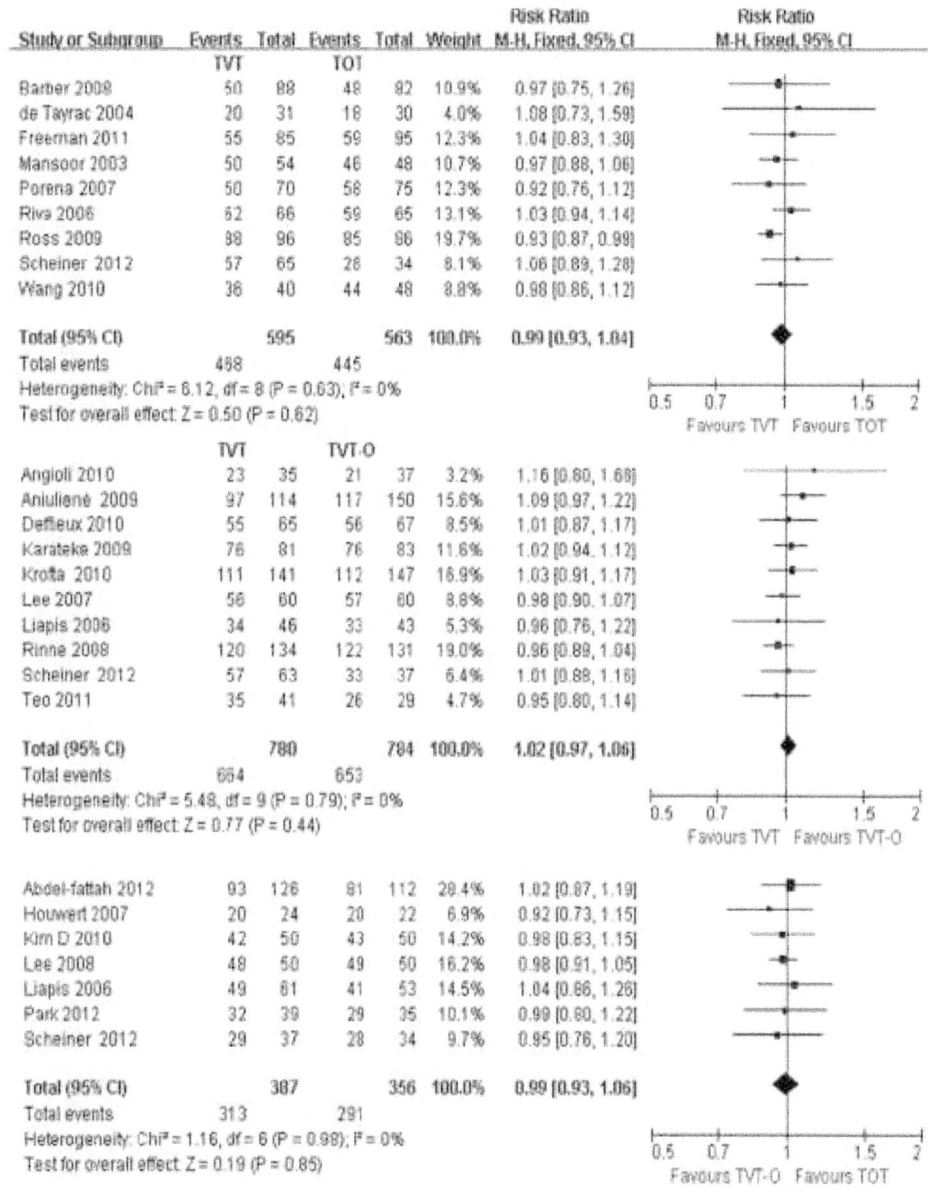

En la siguiente tabla, tomada de Tan, P. F., Yang, L. L., Ou, R. B., y cols. (2014). Saudi medical journal, 35(1), 20-32.,, mostramos los resultados generales en cuanto a tasa de complicaciones.

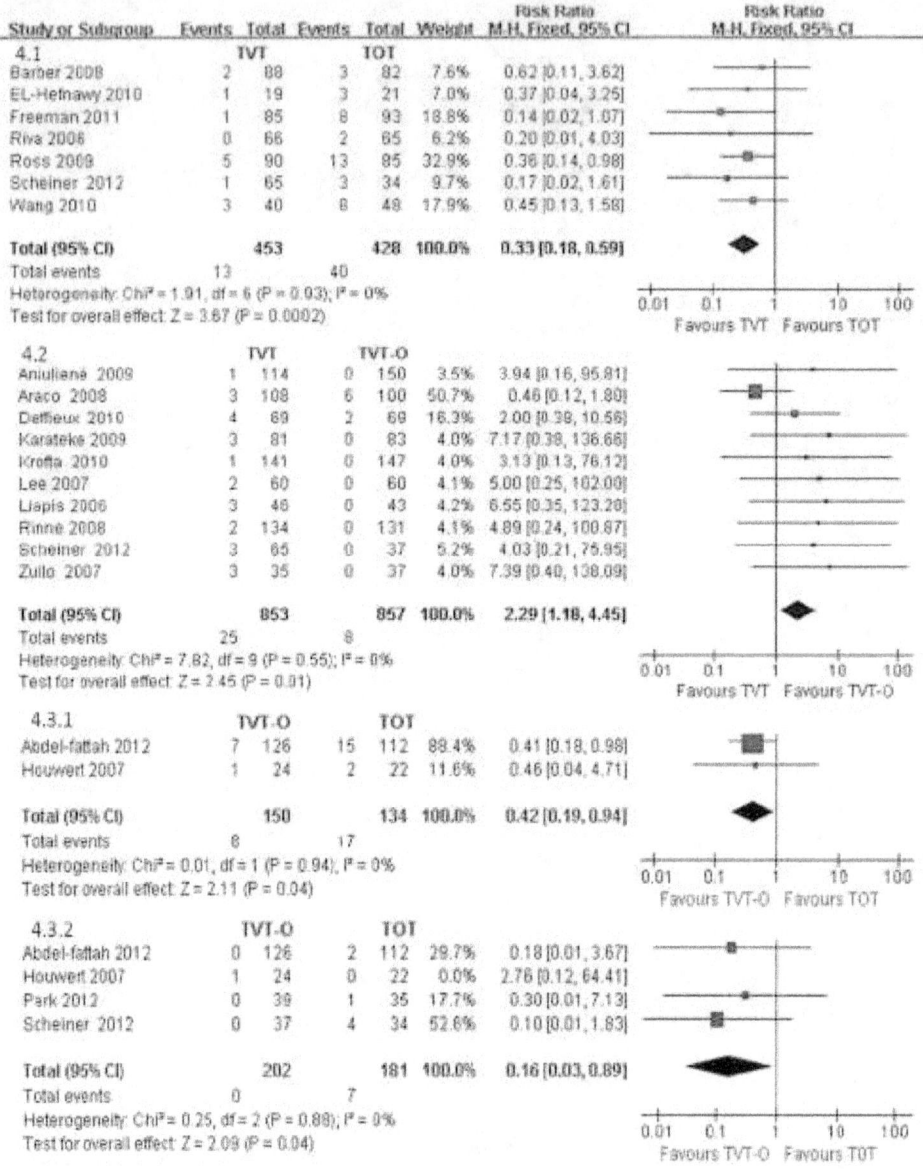

Capítulo 8. Conclusiones

Las técnicas TVT, TOT y TVT-O presentan altas tasas de éxito con baja morbilidad. Se describe mayor incidencia de perforación vesical, hematoma y retención urinaria con TVT que con el resto de técnicas, así como mayor incidencia de dolor inguinal con TOT y TVT-O que con TVT. El riesgo de erosión vaginal es menor en la técnica TVT-O que en la TOT.

El tratamiento simultáneo de prolapso genital e incontinencia urinaria de esfuerzo mediante TOT presenta igual resultado que su tratamiento diferido en dos tiempos.

Una de cada tres pacientes intervenidas refiere presentar mejoría síntomas sexuales, mientras que la mitad de las pacientes refiere no presentar cambios en este aspecto.

Aún no disponemos de suficientes ensayos ni seguimiento con las mallas tipo Minisling, pero parece ser que presentan una menor tasa de éxito y por ello mayor tasa de reintervención posterior.

Estas conclusiones coinciden plenamente con nuestra propia experiencia personal, tanto en el Servicio de Ginecología y Obstetricia del Hospital Universitario Santa Lucía de Cartagena, como en la Unidad de Patología del Suelo Pélvico del Hospital Universitario 12 de Octubre de

Madrid, por lo que seguimos utilizando estas técnicas y entendiendo que se trata de tratamientos seguros y eficaces para la incontinencia urinaria de esfuerzo en mujeres, tras un estudio individualizado de cada caso y valorar la posible indicación de tratamientos fisioterápicos, médicos o protésicos menos invasivos en caso de estar indicados, previo a la decisión de proceder al refuerzo quirúrgico de la hamaca suburetral.

Bibliografía

Tratamiento de la incontinencia urinaria de esfuerzo, Protocolo SEGO actualizado en junio 2013. www.prosego.com

Jha, S., Ammenbal, M., & Metwally, M. (2012). Impact of incontinence surgery on sexual function: A systematic review and meta - analysis. The journal of sexual medicine, 9(1), 34-43.

Zhou, Q., Song, Y. F., Chen, J., Qiu, L. L., & Yuan, X. D. (2012). [Meta-analysis of clinical efficacy of TVT-S versus TVT-O/TOT in the treatment of stress urinary incontinence]. Zhonghua yi xue za zhi, 92(37), 2632-2635.

Tan, P. F., Yang, L. L., Ou, R. B., Tang, P., Yang, W. J., Huang, J. B., ... & Xie, K. J. (2014). Effectiveness and complication rates of tension-free vaginal tape, transobturator tape, and tension-free vaginal tape-obturator in the treatment of female stress urinary incontinence in a medium-to long-term follow up. Meta-analysis of randomized control. Saudi medical journal, 35(1), 20-32.

Yonguc, T., Gunlusoy, B., Arslan, B., Bozkurt, I. H., Kozacioglu, Z., Degirmenci, T., & Koras, O. (2014). Does concomitant vaginal prolapse repair affect the outcomes of the transobturator tape procedure in the long term?. International urogynecology journal, 25(10), 1419-1423.

Jha, S., Ammenbal, M., & Metwally, M. (2012). Impact of incontinence surgery on sexual function: A systematic review and meta - analysis. The journal of sexual medicine, 9(1), 34-43.

Tantanasis, T., Daniilidis, A., Pantelis, A., Chatzis, P., & Vrachnis, N. (2013). Minimally invasive techniques for female stress urinary incontinence, how, why, when. Archives of gynecology and obstetrics, 288(5), 995-1001.

Secco, S., Crestani, A., Cattaneo, F., Ficarra, V., Zattoni, F., & Novara, G. (2012). Slings in surgery of genuine stress incontinence. World journal of urology, 30(4), 465-470.

Zyczkowski, M., Nowakowski, K., Kuczmik, W., Urbanek, T., Kaletka, Z., Bryniarski, P., ... & Paradysz, A. (2014). Tension-free vaginal tape, transobturator tape, and own modification of transobturator tape in the treatment of female stress urinary incontinence: comparative analysis. BioMed research international, 2014.

Frohme, C., Ludt, F., Varga, Z., Olbert, P. J., Hofmann, R., & Hegele, A. (2014). TOT Approach in stress urinary incontinence (SUI)–outcome in obese female. BMC urology, 14(1), 1.

www.ingramcontent.com/pod-product-compliance
Lightning Source LLC
Chambersburg PA
CBHW080528190526
45169CB00008B/3098